Gerhard Schumann

Opa hat
Parkinson

Parkinson kinderleicht erklärt

Gerhard Schumann

Opa hat Parkinson

Parkinson kinderleicht erklärt

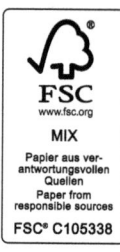

Bibliografische Information der Deutschen Nationalbibliothek:
Die Deutsche Nationalbibliothek verzeichnet diese Publikation
in der Deutschen Nationalbibliografie; detaillierte bibliografische Daten sind im Internet über http://dnb.dnb.de abrufbar.

© 2019 Gerhard Schumann

Co-Autor: Moritz Schumann

Herstellung und Verlag:

BoD – Books on Demand, Norderstedt

ISBN: 978-3-7481-9275-6

Auch als eBook erhältlich

Dieses Buch
gehört

_____

_____

Inhalt

Einleitung

Liebe_ _____!

Ich möchte mich Dir gerne zuerst kurz vorstellen.

Mein Name ist Gerhard.

Ich wohne in München, das ist eine Stadt in Bayern. Vielleicht hast Du schon einmal von dem "Oktoberfest" gehört. Das ist das größte Volksfest der Welt und findet einmal im Jahr statt.

Ganz in der Nähe wohne ich.

Ich lebe mit einer Frau zusammen. Ihr Name ist Monika und wir sind verheiratet. Und ich habe drei Kinder. Sebastian, Florian und Moritz.

Als mein Arzt feststellte, dass ich die Krankheit Parkinson habe, waren meine Söhne 4, 13 und 16 Jahre alt. Vielleicht liegst Du, bezogen auf Dein Alter, irgendwo dazwischen.

Du kannst Dir bestimmt vorstellen, dass Sebastian, Florian und Moritz ziemlich erschrocken waren, als ich ihnen von meiner Krankheit berichtete.

"Ich habe jetzt Parkinson und man kann mich nicht heilen. Ich werde nicht mehr gesund, auch wenn ich Tabletten nehme!"

Wahrscheinlich ging es Dir auch so, als Du erfahren hast, dass Dein Opa diese Krankheit hat.

Vielleicht sind Dir ja auch in der letzten Zeit Veränderungen an Deinem Opa aufgefallen, die Du Dir nicht erklären konntest.

In diesem Buch werde ich Dir erklären, was passieren kann, wenn jemand die Krankheit Parkinson hat. Und ich möchte Dir auch aufzeigen, warum Du keine Angst vor der Krankheit haben musst.

Inzwischen lebe ich seit 10 Jahren mit der Parkinson Krankheit und kann noch immer sehr viel mit meiner Familie und meinen Freunden unternehmen. Manche Dinge fallen mir inzwischen schon etwas schwerer, das muss ich offen zugeben. Aber im Großen und Ganzen führen wir immer noch ein ganz normales Leben. Ebenso wie viele andere Familien auch, bei denen der Opa nicht an Parkinson erkrankt ist.

Ich hoffe, dass es mir gelingt, Dir mit meinem Buch Fragen zu beantworten, die Dich beschäftigen. Denn ich möchte Dir gerne helfen, auch weiterhin viele schöne Momente mit Deinem Opa zu erleben.

Ganz herzliche Grüße auch von Monika, Sebastian, Florian und Moritz.

Dein

Gerhard

Wie funktioniert das Gehirn?

Um zu verstehen, was passiert, wenn man an Parkinson erkrankt ist, möchte ich Dir zuerst erklären, wie das Gehirn funktioniert.

Wie Du sicherlich weißt, ist das Gehirn in unserem Kopf. Es ist ein sehr wichtiges und auch empfindliches Organ. Darum ist es durch stabile Knochen geschützt. Den Kopf nennt man auch Schädel und die Knochen Schädelknochen. Zwischen dem Gehirn und den Schädelknochen befindet sich noch zusätzlich ringsherum Wasser. Das funktioniert wie eine Art Stoßdämpfer, um Stöße abzufedern.

Weil das Gehirn ein so wichtiges Organ ist, müssen Motorradfahrer auch einen Helm tragen. Beim Ski- und Radfahren tragen viele Menschen auch einen Helm, um ihren Kopf und das Gehirn zu schützen.

Das Gehirn ist unglaublich kompliziert und übernimmt ganz viele wichtige Aufgaben in unserem Körper. Ärzte unterteilen das Gehirn daher in vier Bereiche.

Diese Bereiche sind: das Großhirn, das Kleinhirn, das Stammhirn und das Zwischenhirn. Das musst Du Dir aber nicht unbedingt merken.

Jeder dieser vier Bereiche übernimmt spezielle Aufgaben.

Zum Beispiel das Steuern der Sprache, das Sehen und Hören, und auch unsere Bewegungen. Ja sogar für die Gefühle ist in jedem Gehirn ein besonderer Platz vorgesehen. Manche Bereiche kann man trainieren, wie zum Bespiel das Gedächtnis. Andere funktionieren ganz von alleine. So schlägt unser Herz, ohne dass wir darüber nachdenken müssen. Und auch unsere Lunge funktioniert sozusagen automatisch auf diese Art. Sogar wenn wir schlafen.

Außerdem ist das Gehirn in zwei Hälften unterteilt. Die linke und die rechte Gehirnhälfte. Die linke Hälfte unseres Gehirns steuert im Wesentlichen die rechte Seite unseres Körpers. Und die rechte Seite unseres Gehirns, steuert unsere linke Körperhälfte.

Sehr schlaue Menschen haben sehr lange gebraucht, um das alles heraus zu finden. Trotzdem weiß man noch immer nicht ganz genau, wie das Gehirn bis in die letzten Ecken und Winkel arbeitet. Aber vielleicht bist Du es, der irgendwann, die versteckten Geheimnisse des Gehirns erforscht!

So wie ein Auto Benzin braucht, um fahren zu können, so brauchen auch Deine Muskeln Energie, um zu arbeiten. Und auch Dein Gehirn benötigt Energie, um richtig zu funktionieren. Wir

Menschen nehmen diese Energie über die Nahrung auf.

Unser Gehirn ist also die Schaltzentrale, oder das Zentrum für alle lebenswichtigen Dinge, die in unserem Körper passieren.

Ein Beispiel:

Angenommen Du bist unachtsam und kommst mit Deinem Finger an einen Topf, der noch sehr heiß ist.

Was wird passieren?

Du erschrickst und ziehst Deinen Finger automatisch zurück. Dein Gehirn passt auf Dich auf. Es möchte ja nicht, dass sich Dein Finger an dem Topf verbrennt und Du Dich verletzt.

Doch wie genau funktioniert das nun, dass Dein Gehirn Dich beschützt?

Die Haut an Deinem Finger, besser gesagt die Nervenzellen darin, erhalten eine Information:

"Oh, hier ist es aber sehr heiß!"

Diese Nachricht senden sie an das Gehirn. Ununterbrochen werden so laufend Informationen zwischen Deinem Gehirn und Deinem Körper ausgetauscht.

Das merken wir gar nicht immer.

Landet aber nun in Deinem Gehirn eine Information, dass etwas gefährliches passieren könnte, schlägt es sofort Alarm:

"Achtung! Achtung! Soeben wurde gemeldet, dass sich der Finger auf einem heißen Topf zubewegt. Es besteht Verletzungsgefahr! Die Muskeln in diesem Bereich sollen sich sofort bewegen und den Finger von der Stelle entfernen!"

Schwups reagieren die Muskeln:

"Hier sprechen die Muskeln! Wir haben den Finger in Sicherheit gebracht!"

...so ungefähr zumindest.

Der ganze Körper ist also mit Nervenbahnen durchzogen, die ununterbrochen Informationen in rasender Geschwindigkeit mit dem Gehirn austauschen.

Zwischen Muskeln in Armen und Beinen, den Organen in Deinem Körper, wie zum Beispiel dem Herz, der Leber, aber auch Augen und Ohren tauschen laufend neue Nachrichten miteinander aus.

Die Nervenbahnen in unserem Körper kann man mit den Straßen um uns herum sehr gut vergleichen.

Es gibt Autobahnen, Landstraßen und auch 30er-Zonen. Es fahren Busse,

LKW´s, natürlich auch Autos und vieles mehr.

Nur transportiert unser Körper über diese Nervenbahnen keine Waren, wie zum Beispiel ein Lastwagen, der Mineralwasser in ein Geschäft liefert, sondern Informationen.

Und die Busse, Lastwagen, Autos und so weiter, nennen die Mediziner "Botenstoffe".

Du kannst Dir sicher vorstellen, dass sich in unserem Körper so einiges abspielt. So wie auf den richtigen Straßen um uns herum.

Aber ein gesunder Körper und ein gesundes Gehirn bekommt das hin, ohne dass es einen Stau gibt.

Sollte es doch einmal vorkommen, dass sich ein Stau bildet, schafft es unser Gehirn sehr oft von ganz alleine, einen neuen Weg zu erkunden. Und sogar neue Straßen zu bauen.

Manchmal klappt das leider aber nicht so ganz und da kann es eben vorkommen, dass wir krank werden.

Und um herauszufinden, was nun den Stau verursacht hat, ober warum die Lastwagen oder Autos nicht mehr die nötigen Informationen an die richtige Stelle hinbringen, gibt es Ärzte.

Außerdem gibt es sehr komplizierte Maschinen, die den Medizinern bei der Suche nach dem Stau helfen.

Und sehr oft können die Ärzte dann dabei helfen, dass in Zukunft keine Staus, oder keine so großen Staus mehr entstehen.

Woher kommt der Name Parkinson Krankheit?

James Parkinson war ein Arzt, der von 1755 bis 1824 gelebt hat. Er hat die Krankheit als erster richtig erforscht und viel darüber aufgeschrieben.

Er dachte damals allerdings, dass die Krankheit so etwas wie eine Lähmung sei und bezeichnete die Erkrankung daher selbst als "Schüttel-Lähmung".

Heute hat man erkannt, dass die Veränderungen nichts mit einer Lähmung zu tun haben.

Obwohl James Parkinson mit dem was er herausgefunden hatte nicht ganz richtig lag, wurde später dennoch zu seinen Ehren die Krankheit nach ihm benannt.

Vielleicht hast Du auch schon einmal von der Alzheimer Krankheit gehört. Da war es auch so, dass die Krankheit den

Namen von dem, sagen wir mal, "Entdecker", Alois Alzheimer, bekommen hat.

Um die Menschen auf der Welt daran zu erinnern, dass es die Parkinson Krankheit gibt, findet jedes Jahr, am 11. April, der "Welt-Parkinson-Tag" statt.

An diesem ganz besonderen Tag erklären Forscher bei ganz vielen Veranstaltungen, was sie neues herausgefunden haben.

Außerdem wird versucht, Spenden, also Geld, zu sammeln, um damit die Forscher bei ihrer Arbeit zu unterstützen.

Was ist die Parkinson Krankheit?

Der Arzt James Parkinson hat also schon vor etwa 180 Jahren Menschen untersucht, die sich auffällig bewegten. Er beobachtete bei den Patienten, dass sie zum Beispiel zitterten, oder sich nur schlecht und langsam bewegen konnten.

Forscher haben ausgerechnet, dass ungefähr 500.000 Menschen in Deutschland die Parkinson Erkrankung haben. Manche wissen das schon, also haben eine Diagnose, andere nicht. Manche sind noch eher jung, so um die 40 Jahre und viele sind schon 60 oder 70 Jahre.

Außerdem denken Forscher, dass in der Zukunft einer von ungefähr 180 Menschen irgendwann an Parkinson erkranken wird.

In vielen Fällen dauert es oft einige Jahre, bis jemand überhaupt merkt, dass er an Parkinson erkrankt ist.

Der Grund dafür ist, dass die Krankheit normalerweise ganz langsam voranschreitet. Das bedeutet, man merkt gar nichts von einer Erkrankung und fühlt sich vollkommen gesund. Irgendwann treten dann aber doch die ersten Krankheitszeichen auf.

Es ist aber sehr schwer für die Ärzte, die Krankheit am Anfang zu erkennen. Wenn man eine Erkältung hat, läuft einem die Nase und man hat Husten. Das kann der Arzt leicht erkennen.

Bei der Parkinson Erkrankung können sehr viele unterschiedliche Situationen auftreten. So denken manche, dass sie zum Beispiel nur zu viel gearbeitet haben und sie deshalb oft müde sind. Oder auch, dass sie zu lange im Büro gesessen sind und darum die Schultern und der Rücken weh tut.

Andere meinen vielleicht, sie haben sich beim Sport übernommen.

Oder man wird einfach älter und es fühlen sich darum die Gelenke wie "eingerostet" an. Es gibt ja eine Unmenge von Gründen, warum Bewegungen Schmerzen verursachen. Doch leider stellt sich auch immer wieder heraus, dass jemand an Parkinson erkrankt ist. So wie leider auch Dein Opa.

Parkinson gehört zu den sogenannten "chronischen Erkrankungen". Das bedeutet, dass die Krankheit im Normalfall nicht geheilt werden kann. Es gibt aber Medikamente, die gegen die Krankheit helfen. Dazu später mehr.

Wie genau die Krankheit entsteht und was der Grund dafür ist, dass manche Menschen erkranken und andere nicht, konnte man bis heute noch nicht herausfinden.

Man weiß aber ganz genau, dass die Krankheit nicht ansteckend ist. Es ist also absolut ungefährlich deinem Opa die Hand zu geben, oder auch mit ihm zu schmusen.

Eine Ansteckung, also Übertragung der Krankheit von Deinem Opa auf Dich ist ausgeschlossen. Eben ganz anders als bei einer Erkältung.

Die Ärzte und Forscher gehen davon aus, dass es sich um keine Erbkrankheit handelt.

Du brauchst also keine Angst davor zu haben, auch irgendwann die Parkinson Erkrankung zu bekommen.

Wer nun vom Arzt die Diagnose Parkinson erhält, hat also eine Krankheit in seinem Gehirn, die bis heute nicht geheilt werden kann.

Das ist natürlich nicht toll.

Aber ich möchte Dir noch einmal ganz deutlich sagen, dass Parkinson eine Krankheit ist, die sich normalerweise ganz langsam entwickelt.

Und im Gegensatz zu anderen Krankheiten, muss man nicht daran sterben.

Wir haben ja bereits erfahren, dass es viele Bereiche im Gehirn gibt.

Ein Bereich davon steuert unsere Bewegungen. Und dieser Bereich ist sozusagen krank.

Vielleicht weist Du ja schon, dass der menschliche Körper aus sehr, sehr vielen, winzig kleinen Zellen besteht. Und es ist ganz normal, dass Zellen im menschlichen Körper absterben. Das ist bei jedem so.

Manche Zellen erneuern sich automatisch und manche nicht. Wenn Du dich zum Beispiel gekratzt hast und blutest, produziert Dein Körper Zellen für die Haut, dass die Wunde wieder heilt. So erneuert sich der Körper im Laufe des Lebens teilweise immer wieder.

Wenn man älter wird, geht das immer langsamer mit der Zellerneuerung. Auch das ist ganz normal.

In einem speziellen Bereich im Gehirn erneuern sich die Zellen jedoch nicht und sterben schneller ab, als das eigentlich sein sollte.

So wird es immer schwieriger für das Gehirn, die Bewegungen des Körpers zu steuern.

Und das nennt man dann "Parkinson Krankheit".

Was kann sich alles verändern?

Jeder Mensch verändert sich im Laufe seines Lebens. Man wächst und wird größer. Man lernt Dinge hinzu und vergisst anderes wieder.

Zum Beispiel lernst Du in der Schule das Schreiben. Das ist am Anfang sehr anstrengend für Dich. Wenn Du älter bist und viel Übung hast, fällt es Dir leicht und kannst schnell schreiben, ohne groß darüber nachzudenken.

Wenn Du schreibst, muss Dein Gehirn ziemlich viel arbeiten. Das passiert, ohne dass Du das richtig merkst.

Dein Gehirn muss ja nicht nur die Buchstaben in der richtigen Reihenfolge zusammen setzen, um das Wort zu bilden, sondern auch eine ganze Menge Muskeln bewegen. Und diese kleinen Bewegungen, wie sie eben bei dem Schreiben erforderlich sind, nennt man auch die Feinmotorik.

So kann es vorkommen, dass Dein Opa irgendwann nur noch sehr langsam schreiben kann.

Oft kann man die Schrift dann auch nicht mehr gut lesen, weil sie sehr klein und vielleicht auch krakelig, also unleserlich ist. Möglich ist auch, dass eine Hand oder beide Hände irgendwann zu zittern beginnen.

Viele Menschen mit der Parkinson Krankheit können sich irgendwann nicht mehr so lange konzentrieren und sind schneller müde. Und vielleicht fällt Dir auch eines Tages auf, dass die Stimme von Deinem Opa leiser geworden ist und seine Bewegungen irgendwie langsamer sind. Häufig bemerkt man das beim Gehen.

Möglicherweise bemerkst Du auch bei Gelegenheit, dass Dein Opa ernster schaut als früher und nicht mehr so oft lacht. Das bedeutet aber nicht, dass er Dich nicht mehr lieb hat!

Jeder Mensch muss über 40 Muskeln in seinem Gesicht bewegen, um zu lachen. Und wir wissen ja jetzt, dass das Gehirn das eventuell eines Tages nicht mehr so gut hinbekommt. Mach Dir also keine Sorgen, wenn Dir das auffällt. Das hat bestimmt nichts mit Dir zu tun.

Es gibt sehr viele unterschiedliche Dinge, die sich nach und nach bemerkbar machen können, wenn die Zellen im Gehirn nicht mehr so richtig arbeiten können.

Und weil es so viele unterschiedliche Möglichen gibt, wie sich die Krankheit entwickeln kann, nennt man sie auch "Die Krankheit der 1000 Gesichter".

Bei jedem Parkinson Patient entwickelt sich die Krankheit anders und was ganz wichtig ist:

Nicht jeder der die Parkinson Krankheit hat, zeigt irgendwann alle Einschränkungen.

Außerdem hat man bereits sehr viel geforscht und kennt sich mit der Krankheit ziemlich gut aus.

Und darum gibt es sehr viele unterschiedliche und gute Medikamente die helfen, die Krankheit über eine lange Zeit gut unter Kontrolle zu halten.

Meist muss man im Laufe der Zeit mehrmals am Tag Tabletten nehmen, um das Gehirn mit den fehlenden Stoffen zu versorgen. Aber daran gewöhnt sich Dein Opa normalerweise ganz schnell.

Sehr viel später, also nach vielen Jahren, könnte es sein, dass die Tabletten nicht mehr ganz gut helfen.

Wenn das der Fall ist, gibt es aber noch andere Möglichkeiten, um die Krankheit zu kontrollieren. Das wird aber erst sehr viel später der Fall sein. Vielleicht auch erst in 10 bis 20 Jahren.

Und bis dahin haben die Forscher wahrscheinlich schon ganz neue Ideen und Möglichkeiten, wie man die Krankheit noch besser behandeln kann.

Zum Schluss des Kapitels möchte ich Dir noch sagen, dass Menschen, die an Parkinson erkrankt sind, nicht automatisch dumm oder vergesslich werden.

Auch wenn Du vielleicht manchmal den Eindruck hast, Dein Opa abwesend oder zurückgezogen wirkt, so liegt das, wie Du ja nun weist, meistens nur an der Mimik (dem Gesichtsausdruck).

Und wie Du helfen kannst, erkläre ich Dir später noch.

Muss ich mir Sorgen um Opa machen?

Es ist eine ganz normale menschliche Reaktion, dass man sich Sorgen um Menschen macht, wenn man erfährt, dass sie krank sind. Und das ganz besonders, wenn man diesen Menschen sehr lieb hat und sie einem sehr nahe stehen, ebenso wie Dein Opa.

Vielleicht waren Deine Eltern, Deine Großeltern, oder jemand anderes, den Du sehr gerne magst, schon einmal krank und mussten vielleicht sogar deswegen einige Zeit in ein Kranken-haus. Dann weist Du ja bereits wie es sich anfühlt, wenn man sich um jemanden Sorgen macht.

Es ist aber nicht so, dass Parkinson eine dieser Krankheiten ist, bei der man sich ganz viele Sorgen machen muss.

Wer erfährt, dass er die Parkinson Krankheit hat, ist natürlich erst einmal sehr traurig. Denn jeder von uns wünscht sich lange zu leben und dabei möglichst gesund zu bleiben. Die meisten Menschen freuen sich nämlich darauf, später, wenn sie nicht mehr arbeiten müssen und in Rente sind, mit ihren Enkelkindern zu spielen und vielleicht die eine und andere Reise zu unternehmen.

Dass Dein Opa wegen seiner Erkrankung höchstwahrscheinlich nun Tabletten nehmen muss, habe ich Dir ja schon erklärt. Damit diese Tabletten möglichst gut helfen, muss man manchmal auch für eine bestimmte Zeit in ein Krankenhaus gehen, um sich darauf "einstellen" zu lassen.

Dieses "einstellen" tut aber nicht weh. Die Ärzte testen dabei nur verschiedene Arten von Tabletten und versuchen eben dadurch herauszufinden, was die Besten für Deinen Opa sind.

Außerdem bieten diese speziellen Krankenhäuser sehr gute Sport- und Bewegungsprogramme an, damit er lange stark und beweglich bleibt, oder wieder wird. Also auch wenn Dein Opa dann für einige Zeit in so einer Klinik ist, wird er gut versorgt und wieder fit gemacht, damit er mit Dir noch viele schöne Momente teilen kann.

Menschen die an Parkinson erkrankt sind, verändern sich im Laufe der Zeit meist schneller, als gesunde Menschen. Das bedeutet, dass sie wahrscheinlich langsamer, unbeweglicher oder einfach ein bisschen schneller müde werden. Sie können aber genauso alt wie gesunde Menschen werden.

So gesehen musst Du also keine Angst haben, Deinen Opa nun schnell zu verlieren.

Kann ich Opa helfen?

Oh ja, Du kannst Deinem Opa sogar sehr viel helfen und dabei selbst auch sehr viel Spaß dabei haben.

Als erstes einmal habe ich Dir ja schon gesagt, dass Parkinson eine Krankheit ist, bei der Du Dich nicht anstecken kannst. Somit brauchst Du auch keine Vorsichtsmaßnahmen ergreifen, wenn Du Deinen Opa drückst, oder mit ihm kuschelst. Auch ein Kuss ist überhaupt nicht gefährlich. Du kannst also genau das gleiche mit Deinem Opa machen, wie zu der Zeit, als er noch nicht wusste, dass er an Parkinson erkrankt ist.

Dass es jedem Menschen gut tut zu fühlen, dass er geliebt wird, ist natürlich vollkommen klar. Das geht Dir ja bestimmt auch so. Aber es gibt noch viele weitere Dinge, die Du mit und für Deinen Opa machen kannst.

Wie Du ja bereits erfahren hast, geht es Menschen durch die Parkinson Erkrankung ja nicht sofort von heute auf morgen sehr schlecht. Denn die Krankheit "schleicht", oder man kann auch sagen, sie "kriecht" ja meist ganz langsam voran. Somit kann man sich auch ganz gut auf die Veränderungen einstellen und sich dann rechtzeitig schlau machen, welche Übungen Deinem Opa dann besonders gut tun.

Ich möchte Dir nun einige Beispiele nennen, welche Veränderungen in den nächsten Monaten und Jahren auftreten könnten und was man dagegen machen kann. Das sind aber nur Beispiele.

Und Du weist ja bereits: "Parkinson ist die Krankheit der 1000 Gesichter." Nicht jeder Erkrankte hat alle Veränderungen.

Los geht's!

Die Stimme:

Die Stimme kann leise und undeutlich werden.

<u>Übung:</u>

Lass Dir von Deinem Opa möglichst oft laut vorlesen.

Besonders hilfreich und lustig ist es, wenn er dabei seine Stimme verstellt.

Zum Beispiel spricht er als Bär sehr tief und langsam und als Maus ganz hell und schnell.

Hast Du auch eine Idee, wie sich die Stimme von Tieren nachmachen lässt?

Die Mimik:

Der Gesichtsausdruck (also die Mimik) verändert sich nur wenig oder selten und wirkt wie eingefroren.

<u>Übung:</u>

Schneidet gemeinsam Grimassen, bis einer lachen muss.

Zum Beispiel bei dem Zitronengesicht spitzt man die Lippen und zieht die Augen fest zusammen, als ob man in eine Zitrone gebissen hätte.

Oder den Löwen machen:

Die Augen und den Mund weit öffnet und die Zunge dabei ganz weit her aus streckt.

So als würde man ganz laut brüllen.

Fallen Dir noch weitere Grimassen ein?

Die Finger:

Das Greifen fällt schwerer, zum Beispiel, wenn an das Kleingeld aus Geldbeutel nehmen möchte.

<u>Übung:</u>

Mit Wäscheklammern kleine Papierkugeln greifen und in ein Gefäß fallen lassen, wie mit einem Bagger.

Das kann man super um die Wette spielen.

Oder einen Turm aus Kleingeld bauen.

Dabei immer die Finger wechseln:

Daumen – Zeigefinger

Daumen – Mittelfinger

Daumen – Ringfinger

Daumen - kleiner Finger

Kennst Du weitere Fingerspiele?

Das Gehen:

Die Schritte werden kleiner, das Gefühl für das Gleichgewicht nimmt ab.

<u>Übung:</u>

Versucht gemeinsam den typischen Gang von Tieren nachzumachen.

Ein Elefant macht große Schritte und plumpst den Fuß.

Ihr könnt auch schleichen wie ein Tiger auf der Jagd.

Oder auf einem Bein stehen, wie ein Flamingo.

Aber Vorsicht! Lieber festhalten bevor Ihr umfallt.

Welche Tiere haben noch eine auffällige und spannende Art zu gehen?

Große Bewegungen:

Die Bewegungen werden kleiner und wirken steif.

<u>Übung:</u>

Mit Hilfe von Armen und Beinen das A-B-C darstellen und daraus Wörter bilden und erraten.

Vielleicht könnt Ihr auch gemeinsam Yoga oder Taiji machen.

Auch beim Ball werfen kann man toll üben.

Zum Beispiel mit beiden Händen den Ball greifen und werfen wie ein Fußballspieler an der Seitenlinie.

Dann dasselbe rückwärts und so weiter.

Wer von Euch kann höher und weiter werfen?

Gehirnsport:

Auch wenn das Gehirn kein Muskel ist, solltet Ihr es gemeinsam trainieren, um möglichst lange fit zu bleiben.

Du machst das in der Schule, beim Vokabeln lernen zum Beispiel. Oder wenn Du etwas auswendig lernen musst.

<u>Übung:</u>

Sehr viel Spaß bringt das Spiel: "Ich packe meinen Koffer".

Man sagt den Satz:

"Ich packe meinen Koffer und nehme mit..." und nennt dann einen Gegenstand. Zum Beispiel Zahnbürste.

Der nächte Spieler wiederholt:

"Ich packe meinen Koffer und nehme mit die Zahnbürste..." und nennt einen weiteren Gegenstand und so weiter.

Hilfreich ist auch das auswendig lernen von Telefonnummern und Adressen.

Vielleicht möchte man ja mal jemandem eine Postkarte senden und hat das Adressbuch nicht dabei?

Auch Memory ist ein tolles Spiel.

Kennst Du es?

Meine Fragen und Ängste!

Ich habe Dir hier einige Seiten Platz gelassen, damit Du etwas aufschreiben kannst.

Es gibt bestimmt noch Fragen, die Dich besonders interessieren.

Oder Du machst Dir noch Sorgen.

Vielleicht traust Du Dich auch gerade nicht, Deine Fragen zu stellen.

Dann kannst Du es in das Buch schreiben, um es nicht zu vergessen.

Und natürlich kannst Du auch ganz besonders schöne und tolle Erlebnisse aufschreiben.

Ganz wie Du möchtest.

Was ich noch wissen möchte:

_____

_____

_____

_____

_____

_____

_____

_____

_____

_____

_____

_____

_____

Was mich gerade bedrückt:

_____

_____

_____

_____

_____

_____

_____

_____

_____

_____

_____

_____

_____

Was mir aufgefallen ist:

_____

_____

_____

_____

_____

_____

_____

_____

_____

_____

_____

_____

_____

_____

Was ich mich gerade nicht zu fragen traue:

_____

_____

_____

_____

_____

_____

_____

_____

_____

_____

_____

_____

_____

_____

Was besonders lustig war:

_____

_____

_____

_____

_____

_____

_____

_____

_____

_____

_____

_____

_____

Was ich nicht vergessen möchte:

_____

_____

_____

_____

_____

_____

_____

_____

_____

_____

_____

_____

Platz für dies und das:

_____

_____

_____

_____

_____

_____

_____

_____

_____

_____

_____

_____

_____

Der Autor

Gerhard Schumann
1967 in München geboren, verheiratet, drei Söhne. Mit 42 Jahren erhielt er die Diagnose Parkinson.
Der erfolgreiche Autor setzt sich seit Jahren aktiv für die Belange und die Toleranz gegenüber anderen an Parkinson erkrankten Menschen ein.

Kontaktmöglichkeit:
buero-schumann@web.de

Bücher von Gerhard Schumann:

<u>Taschenbücher:</u>

Parkinson Leben mit der Pechkrankheit
ISBN: 978-3-7386-1180-9

Das Parkinson Buch von A - Z
ISBN: 978-3-7412-8423-6

Papa hat Parkinson
Parkinson kinderleicht erklärt
ISBN: 978-3-7322-4717-2

Mama hat Parkinson
Parkinson kinderleicht erklärt
ISBN: 978-3-7481-9295-4

Opa hat Parkinson
Parkinson kinderleicht erklärt
ISBN: 978-3-7481-9275-6

Oma hat Parkinson
Parkinson kinderleicht erklärt
ISBN: 978-3-7481-9393-7

Reich und Berühmt werden
Autorin: Merri Ness / Co-Autor: G. Schumann,
ISBN: 978-3-7431-2771-5

E-Books:

Parkinson Leben mit der Pechkrankheit
ISBN: 978-3-7481-2844-1

Das Parkinsonbuch von A - Z
ISBN: 978-3-7481-2846-5

Papa hat Parkinson
Parkinson kinderleicht erklärt
ISBN:

Mama hat Parkinson
Parkinson kinderleicht erklärt
ISBN:

Opa hat Parkinson
Parkinson kinderleicht erklärt
ISBN:

Oma hat Parkinson
Parkinson kinderleicht erklärt
ISBN:

Walddorfer Brudertränen
ISBN: 978-3-7481-2792-5

Herr Hansen
ISBN: 978-3-7392-4539-3

Der Baum von Afrika
ISBN: 978-3-8370-3770-8

Bücher von Monika Wimmer-Schumann:

<u>E-Books:</u>

Der kleine Regenwurm Mino traut sich was
ISBN: 978-3-7481-0979-2

Der kleine Regenwurm Mino hilft dem Nikolaus
ISBN: 978-3-7481-1129-0